COMMISSION MIXTE

DE

l'Isolement des Tuberculeux

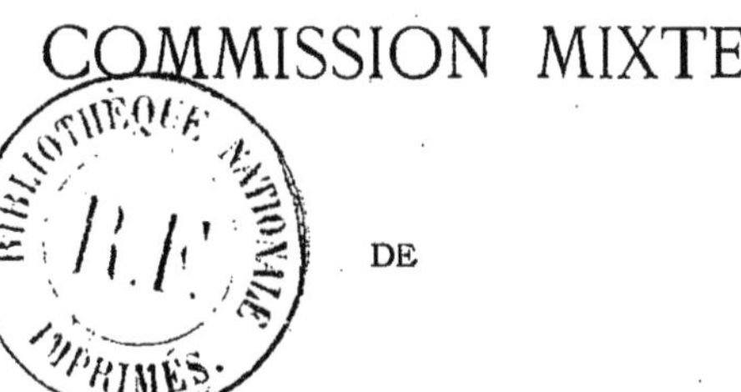

Propositions de M. le Professeur GRANCHER

1904

COMMISSION MIXTE

DE

l'Isolement des Tuberculeux

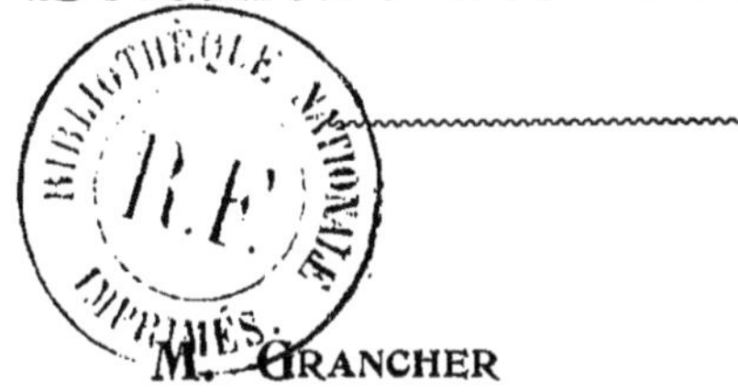

M. GRANCHER

Messieurs, la question de l'isolement des tuberculeux dans les hôpitaux de Paris est d'une solution
difficile, et vous en avez la preuve dans l'écart énorme
qui sépare les propositions du rapport de M. Mesureur,
d'avec le projet de la Société médicale des hôpitaux
exposé ici par MM. Barth et Siredey.

Tandis que M. le Directeur de l'Assistance publique
propose, en premier rang, une solution idéale, que
j'appellerais volontiers *solution maxima*, à savoir la
création d'hôpitaux destinés exclusivement aux tuberculeux, MM. Barth et Siredey demandent l'isolement
dans les salles actuelles qui seraient divisées en deux,
ou mieux, trois compartiments : 1º pour les maladies
communes; 2º pour les douteux; 3º pour les tubercu
leux ; *c'est une solution minima.*

Je n'hésite pas à trouver tout à fait insuffisante la
solution proposée par mes honorables collègues. Sans
doute le personnel médical et hospitalier pourra éviter
la contagion de son fait, par des soins rigoureux
d'antisepsie tels que ceux que nous prenons dans
mon service à l'hôpital des Enfants ; mais les malades
seront ici l'agent de la contagion, car les tuberculeux

ne gardant pas le lit se mêleront bien vite aux non tuberculeux, et l'état actuel ne sera pas changé.

En outre, et c'est une considération capitale à mes yeux, le tuberculeux ne trouvera pas dans cette combinaison les soins spéciaux auxquels il a droit pour l'hygiène diététique avec galerie de cure, etc... Ce sera la promiscuité et l'abandon du traitement efficace, tels qu'ils existent aujourd'hui.

D'autre part, la création d'hôpitaux de tuberculeux ne me paraît pas la formule *nécessaire* de l'isolement, car la tuberculose n'est pas contagieuse comme la rougeole, par exemple, qu'un simple contact d'enfant à enfant transmet presque toujours.

Dans la tuberculose, comme le rappelait fort justement M. Barth, il faut un certain degré de cohabitation pour que la poussière de crachats desséchés ou les fragments salivaires de la toux puissent devenir agents efficaces de contagion.

Si cela est vrai, et je n'en doute pas, on est conduit naturellement à chercher un mode d'isolement qui serait aussi efficace que l'hôpital spécial et qui n'aurait pas ses inconvénients. En effet, il y a lieu de craindre que ces hôpitaux, qui ne recevront que des tuberculeux, ne soient considérés par la population et les malades comme des léproseries redoutables. Préjugé, dira-t-on, soit, mais préjugé respectable après tout, et que dans l'état actuel de nos mœurs nous ne pouvons pas négliger.

Cependant il faut aboutir, et le plus tôt possible, à ce double résultat : *l'isolement* des tuberculeux et le *traitement* des tuberculeux.

Je considère pour ma part ces deux termes du pro-

blème à résoudre comme étroitement liés, car si le malade non tuberculeux a le droit d'être protégé contre le danger de contagion — et *l'isolement* des tuberculeux y pourvoira — le tuberculeux à son tour a le droit au *traitement* rationnel de sa maladie. S'il trouve dans le lieu où on l'isole des soins meilleurs et plus efficaces que ceux de la salle commune, il acceptera bien vite et avec reconnaissance de rester là où l'espoir de la guérison l'aura conduit.

Or, pour atteindre ce double but, il me semble que le quartier spécial dans l'hôpital commun est NÉCESSAIRE, mais SUFFISANT. L'hôpital, tel qu'il est aujourd'hui, ne changerait ni de nom ni d'aspect et le tuberculeux rentrerait à l'hôpital de la Charité, à l'Hôtel-Dieu, etc..., mais il serait dirigé dans le quartier spécial réservé exclusivement à sa maladie. Du même coup, la partie de cet hôpital réservée aux maladies communes ne recevrait aucun tuberculeux et nous aurions ainsi, dans la même enceinte, un hôpital de tuberculeux et un hôpital de non tuberculeux.

Quant au traitement, il sera composé des trois termes classiques : Repos, suralimentation, aération continue. Rien ne sera plus facile, dans la plupart des cas, que l'installation d'une galerie de cure où beaucoup de malades trouveront une amélioration notable de leur état, quelques-uns même la guérison. Sans doute, les tuberculeux arrivés à la dernière période de leur mal succomberont ; mais ceux qu'on aura pu, grâce à la consultation-dispensaire, soigner de très bonne heure, tireront de ces pavillons spéciaux sensiblement le même bénéfice que d'un sanatorium coûteux. Car c'est une erreur, à mon avis, de croire que la cure

d'air est impossible dans l'atmosphère parisienne. Certes, à ce point de vue, la campagne ou la montagne sont infiniment supérieures à une grande ville, et cependant, même à Paris, l'aération bien conduite rendra les plus grands services aux tuberculeux.

J'espère aussi que ce quartier d'hôpital aménagé pour la thérapeutique antituberculeuse permettra également les recherches scientifiques nécessaires à la définition plus précise des périodes initiales de la phtisie. Nous avons tous quelque chose à apprendre en matière de diagnostic précoce de la tuberculose pulmonaire : Etudiants, médecins des hôpitaux et professeurs de Faculté. A quel médecin n'est-il pas arrivé d'être surpris par l'éclosion soudaine d'un symptôme imprévu ? Et c'est peut-être parce que nous avons méconnu les légers indices du mal à son extrême début. Pour ne parler que du procédé classique de l'auscultation, j'ai la conviction, la certitude qu'elle est moins bien faite qu'il y a soixante ans. Andral et ses élèves enseignaient vers 1840 que toutes les nuancés, les finesses d'auscultation sont précieuses. Eh ! bien, on ne les recherche plus aujourd'hui comme il conviendrait de le faire.

Je reconnais que, le plus souvent, le tuberculeux attend trop tard pour demander des secours et que le premier degré classique et même le second sont atteints lors du premier examen médical. Je reconnais aussi que l'hospitalisation actuelle des tuberculeux dans la salle commune ne rend pas facile cet examen et cette recherche des signes de la période de germination.

Mais je demande précisément qu'on change tout cela.

D'une part, le dépistage des tuberculeux par la cousultation-dispensaire, telle que nous la promet M. Mesureur, conduira au quartier spécial, des tuberculeux très légèrement touchés, et d'autre part le médecin, armé de tous les moyens de la cure, aura la satisfaction de voir que sa peine n'est pas perdue.

J'ajoute que les moyens de diagnostic, autres que l'examen physique, tels la radiographie, l'agglutination bacillaire, le cyto-diagnostic, la marche de la température... gagneraient à être étudiés méthodiquement, car nous sommes en pleine anarchie et quand on parle aujourd'hui du 1er degré de la tuberculose pulmonaire, on ne s'entend guère, même entre médecins. Or, ces études ne pourront être conduites à bien qu'avec les ressources d'un quartier spécial où les tuberculeux à toutes les périodes de leur mal afflueront.

Messieurs, il semble que je m'écarte beaucoup de l'objet de cette commission qui est l'isolement des tuberculeux. Je crois, au contraire, être en plein sujet car il s'agit, en somme, de la lutte antituberculeuse. Or, j'estime que le diagnostic et la thérapeutique précoce sont tout aussi nécessaires et utiles que l'isolement des malades. Et j'estime que la création de quartiers spéciaux réservés aux tuberculeux emporte avec elle, par voie de conséquence, et une meilleure thérapeutique et un meilleur diagnostic, car maintenir une tuberculose à l'état fermé ou la guérir, ce qui est à peu près la même chose au point de vue social, serait le plus grand bienfait de ces établissements spécialisés que nous voulons créer pour nos tuberculeux, à Paris et hors Paris.

Encore un mot sur le fonctionnement de ces quar-

tiers spéciaux réservés aux tuberculeux dans l'hôpital commun.

Notre collègue M. Faisans, délégué de la Société médicale des hôpitaux, s'est beaucoup ému, et non sans raison peut-être, de la *spécialisation forcée* qu'entraînerait pour la moitié environ des médecins des hôpitaux, la création d'hôpitaux d'isolement exclusivement réservés à la tuberculose. La création de quartiers spéciaux écarte cette objection, car le service des tuberculeux pourrait être assuré par le partage des salles entre médecins, ou par roulement annuel comme il arrive à l'hôpital des Enfants aux pavillons destinés à la scarlatine et à la rougeole, ou même par une *spécialisation libre*, telle que celle du pavillon de la diphtérie au même hôpital, pavillon réservé au même médecin pendant plusieurs années. Bref, ce fonctionnement serait affaire d'arrangement intérieur.

Ce qui importe avant tout, c'est de sortir le plus tôt possible de la situation actuelle vraiment intolérable. Et sans élever aucune objection de fond contre l'hôpital exclusivement réservé aux tuberculeux ou contre le sanatorium hors Paris, je pense qu'il faudrait commencer immédiatement la réforme par le *quartier spécial dans l'hôpital commun.*

Ce procédé d'isolement est, à mes yeux, *nécessaire et suffisant.*